生理前あるある：
PMDD（月経前不快気分障害）って何？

著

中安紀子

星和書店

イラスト：中安 紀子

本文デザイン：林 利香

はじめに

はじめまして。中安紀子と申します。

本書を手に取っていただき本当にありがとうございます。

私は現在 PMDD（premenstrual dysphoric disorder：月経前不快気分障害）の当事者として、Twitter で自身の月経前症状について発信したり、同じように悩む方からのご相談・ご質問にお答えするといった活動を行っています。

皆さんは PMDD という言葉を聞いたことがあるでしょうか？

「PMS（premenstrual syndrome：月経前症候群）なら知っているけれど、PMDD はあまり聞いたことがないな……」

おそらくこのような方が多いのではないでしょうか。

多くの女性は毎月の月経前（生理前）に身体的・精神的に何かしらの不快な症状を抱くとされています。例えば、生理前になるとイライラする、なんとなく気分が落ち込む、食欲が増してたくさん食べてしまう……などの悩みを抱える女性は多いかと思います。

PMDD は、ざっくり言うならば「PMS の症状が非常に重くなったもの」です。

特に、PMS に比べて非常に重い精神症状（抑うつ、不安、イライラ、死にたくなる、など）が現れることが大きな特徴とされています。

私は約 3 年前に Twitter を始め、自身のリアルな PMDD 症状を日々発信しています。その中でわかったのは、

「PMDD を知っている方が少ない（社会的な認知度の低さ）」

「PMDD の症状を周囲になかなか理解されず、孤独感を抱いてしまう女性がいる」

「PMDD の症状によって社会生活や人間関係に支障が出てしまうのを自分のせいだと思い、自分自身を強く責めてしまう女性がいる」

などの現状でした。

「PMDD を世間にもっと知ってほしい！ 自分と同じように毎月苦しんでいる女性を一人でも多く救いたい！ どうしたら PMDD をわかりやすく伝えられるだろうか……」

と思い悩み、たどり着いたのが「自分の症状をイラストで表現する」という方法でした。

この本は、私が 2020 年 4 月から約 1 年間描き続けてきたイラスト「生理前あるある」を中心に、PMDD を「当事者の視点から」まとめた内容になっています。そのため、医学的・専門的な内容（薬や診断的なことなど）についてはあまり触れず、自分の症状をわかりやすい言葉で書くことを心がけました。当事者としての自分の経験が、同じように悩む女性の何かのきっかけになってくれたらとても嬉しく思います。また、月経前症状に悩む女性のパートナーやご家族、男性の方にもぜひお読みいただき、PMDD のことを少しでも知っていただけたら幸いです。

「この症状すごくわかる！ 私だけじゃないんだ！」

「へえ〜、こんな病気があるんだ」

「私の○○（友達、家族、パートナー、職場の女性など）もひょっとしたら PMDD かもしれない」

そんな気づきを得てくだされば嬉しく思います。

自分の経験や言葉が、少しでも誰かの力や希望となりますように。

中安 紀子

※本書の「生理前あるある」はあくまでも私自身の症状を書いたものです。た
とえ同じ症状が出るからといって必ずしも PMDD とは限りません。また、本
書では、私がよくいただくご相談・ご質問を Q&A 形式でまとめましたが、
治療や薬といった医学的・専門的な内容に関する質問には、あくまでも当事
者としての私の考えを簡潔に述べるにとどめています。医学的・専門的な内
容に関しては、山田和男著『月経前不快気分障害（PMDD）　エビデンスとエ
クスペリエンス』（星和書店，2017）をおすすめします。

目 次

はじめに iii

生理前あるある一覧 ix

Q&A 一覧 x

第1章 PMDD（月経前不快気分障害）って何？ ——————————————— 1

Question 1 PMS（月経前症候群）と PMDD（月経前不快気分障害）の違いは？ ——— 2

Question 2 PMDD って身体症状もあるのでしょうか？ ——————————— 4

Question 3 PMS／PMDD と思われる症状をうまく伝えるには？ ——————— 5

Question 4 どの段階で病院へ行けばいいですか？ ————————————— 6

Question 5 婦人科／精神科／心療内科、どの診療科がいいですか？ ————— 7

コラム PMS／PMDD 専門外来 ————————————————— 8

生理基礎知識 もっと知ろう！ 生理のこと ——————————————— 9

生理基礎知識 月経周期って何？ ———————————————————— 10

私の場合 私が PMDD とわかるまで ——————————————— 11

第2章 感覚や気分の変化 ———————————————————————— 13

生理前あるある その 1 音や声に過敏になる ——————————————— 14

生理前あるある その 2 においに過敏になる ——————————————— 15

生理前あるある その 3 人の言葉に過敏になる —————————————— 16

生理前あるある その 4 情報に過敏になる ————————————————— 17

生理前あるある その 5 細かいことが気になる ——————————————— 18

生理前あるある その 6 注意力が散漫になる ——————————————— 19

生理前あるある その 7 食欲の変化 ——————————————————— 20

生理前あるある その 8 イライラ ———————————————————— 21

生理前あるある その 9 怒りっぽくなる —————————————————— 22

生理前あるある その 10 感情を抑制できない ——————————————— 23

生理前あるある その 11 気分がモヤモヤする ——————————————— 24

私の場合 心が不安定になるきっかけ ————————————————— 25

生理前あるある その 12 嫌なことを何日も引きずる ——————————— 26

生理前あるある その 13 一日の中で気分に波がある ——————————— 27

第3章　PMDDのつらい精神症状 29

生理前あるある	その14	強い不安や恐怖を感じる	30
生理前あるある	その15	強い孤独感	31
私の場合		精神症状とSNSの関係	32
生理前あるある	その16	過去のつらい記憶を思い出す	33
生理前あるある	その17	自己卑下・自己無価値感	35
生理前あるある	その18	他人と比べてしまう	36
生理前あるある	その19	強い自責感	37
コラム		自分を責めてしまう方へ	38
Question6		どうしたら前向きに受け入れられますか？	39
生理前あるある	その20	とにかく傷つきやすい	41
生理前あるある	その21	悪夢を見る	42
生理前あるある	その22	涙もろい	45
生理前あるある	その23	不吉な想像をしてしまう	46
生理前あるある	その24	希死念慮	47
コラム		希死念慮とは何か	48
私の場合		希死念慮の現れ方の違い	49
私の場合		希死念慮のパターン	50
Question7		精神症状がつらいときの対処法は？	51
私の場合		希死念慮が出たときの対処	52

第4章　行動、人との関わり 53

生理前あるある	その25	強迫的な行動	54
生理前あるある	その26	何もしたくない	55
生理前あるある	その27	話がまとまらない	56
生理前あるある	その28	自分の容姿が嫌になる	57
生理前あるある	その29	人に会いたくない	58
生理前あるある	その30	人の視線が気になる	59
生理前あるある	その31	言葉の裏を考えてしまう	60
生理前あるある	その32	人の表情の変化に過敏になる	61
生理前あるある	その33	失敗を恐れてしまう	62
Question8		身近な人にPMS／PMDDを理解してもらうには？	63
コラム		パートナーへ伝えておくことの例	64
私の場合		生理前の外出で気をつけていること	65

第5章	PMDDとの闘い		67
コラム	PMDD と闘うイメージ		68
私の場合	PMDD 当事者である私の生理前約 14 日間の闘い		69
私の場合	PMDD の私の 1 カ月		70
私の場合	排卵期から生理開始直前までの図解		71
私の場合	PMDD が悪化したときの話		72
私の場合	病気に対する見方、捉え方		73
私の場合	PMDD 期の心の葛藤		74
私の場合	PMDD 期前半のモヤモヤ		75
私の場合	生理直前の期待と絶望		76
私の場合	生理直前の心は忙しい		77
私の場合	生理直前の私		78
私の場合	生理直前のよくある一日		79
私の場合	私の生理中あるある		80
私の場合	症状は毎回同じじゃない		81
私の場合	生理終盤の私		82
私の場合	生理終わりのある一日		83
コラム	心の中のモヤモヤを書く		84
私の場合	最近の私		85
コラム	頭の中の闘い		86
私の場合	コロナ禍における月経前症状の変化		87
第6章	治療や薬についての私見		89
Question 9	自分が PMS／PMDD かどうか判断するには？		90
Question 10	PMS／PMDD の薬について教えてください		91
Question 11	PMS／PMDD は治りますか？		92
Question 12	なぜ当事者なのに支援活動をしているのですか？		93
参考文献	94		
あとがき	95		

生理前あるある一覧

その1	音や声に過敏になる	14
その2	においに過敏になる	15
その3	人の言葉に過敏になる	16
その4	情報に過敏になる	17
その5	細かいことが気になる	18
その6	注意力が散漫になる	19
その7	食欲の変化	20
その8	イライラ	21
その9	怒りっぽくなる	22
その10	感情を抑制できない	23
その11	気分がモヤモヤする	24
その12	嫌なことを何日も引きずる	26
その13	一日の中で気分に波がある	27
その14	強い不安や恐怖を感じる	30
その15	強い孤独感	31
その16	過去のつらい記憶を思い出す	33
その17	自己卑下・自己無価値感	35
その18	他人と比べてしまう	36
その19	強い自責感	37
その20	とにかく傷つきやすい	41
その21	悪夢を見る	42
その22	涙もろい	45
その23	不吉な想像をしてしまう	46
その24	希死念慮	47
その25	強迫的な行動	54
その26	何もしたくない	55
その27	話がまとまらない	56
その28	自分の容姿が嫌になる	57
その29	人に会いたくない	58
その30	人の視線が気になる	59
その31	言葉の裏を考えてしまう	60
その32	人の表情の変化に過敏になる	61
その33	失敗を恐れてしまう	62

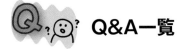 **Q&A一覧**

Q1　PMS（月経前症候群）とPMDD（月経前不快気分障害）の違いは？ ···· 2

Q2　PMDDって身体症状もあるのでしょうか？ ······· 4

Q3　PMS／PMDDと思われる症状をうまく伝えるには？ ······· 5

Q4　どの段階で病院へ行けばいいですか？ ········· 6

Q5　婦人科／精神科／心療内科、どの診療科がいいですか？ ······ 7

Q6　どうしたら前向きに受け入れられますか？ ······· 39

Q7　精神症状がつらいときの対処法は？ ········· 51

Q8　身近な人にPMS／PMDDを理解してもらうには？ ······ 63

Q9　自分がPMS／PMDDかどうか判断するには？ ······· 90

Q10　PMS／PMDDの薬について教えてください ······· 91

Q11　PMS／PMDDは治りますか？ ········· 92

Q12　なぜ当事者なのに支援活動をしているのですか？ ······ 93

PMDD（月経前不快気分障害）って何？

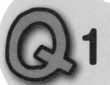 PMS（月経前症候群）と
PMDD（月経前不快気分障害）の違いは？

　PMS（月経前症候群）と PMDD（月経前不快気分障害）はどう違うの
でしょうか？

大きな違いは精神症状の強さです。

PMS 弱 ─── **精神症状** ──→ 強 **PMDD**

　PMS は女性が月経前に感じるさまざまな身体的・精神的な変化や症状
のことです。PMDD はざっくり言うならば「PMS の症状が非常に重く
なったもの」です。
　PMS でもイライラや抑うつなどの精神症状が現れる方は多いですが、
PMDD の場合は「日常生活に大きな支障をきたすほど**精神症状が強く出
る**こと」が大きな特徴とされています。

　具体的な月経前（生理前）の症状は「生理前あるある」という項目で第
2 章以降で取り上げます。

精神症状

例えば……（あくまでも私の場合です）

・希死念慮……理由もなく死にたくなる、消えたくなる

・強い抑うつ気分……無気力で何もしたくない、できない

・強い不安感、孤独感

・自己無価値感……「自分なんて生きていてもしょうがない」「私は誰
　からも必要とされていない」

・イライラ……ちょっとしたことですぐ怒ってしまう

・傷つきやすく、すぐ泣いてしまう

など

具体的には主に第3章で精神症状について取り上げます。

PMDDはPMSとは異なり、**「精神疾患」の一種**です。

※ PMDD（月経前不快気分障害）は、国際的な診断基準であるDSM-5（精神
　疾患の診断・統計マニュアル第5版、アメリカ精神医学会より刊行）では「抑
　うつ障害群」のカテゴリーに分類されています。

 **2 PMDD って身体症状もあるのでしょうか？**

PMDD は精神症状があると思いますが、身体症状もあるのでしょうか？

A　「PMDD ＝精神症状」というイメージを持たれがちなようですが、
精神だけでなく身体にも症状は出ます（もちろん出ない方もいるとは思い
ますが）。身体の症状は PMS と同様です。

私が毎月悩まされる身体の症状
・とにかくだるい。動けないほどだるい。私はこれが一番つらい。
・頭痛（私の場合、なぜか生理前の頭痛は薬が効かない）
・食欲の変化（とにかく揚げものや脂っこいものを欲する）
・乳房の張り、痛み（寝返りを打つだけで痛いこともある）
・とにかく眠い（何度寝でもできる）
・身体が疲れやすい
・便秘（お腹パンパンになるほど）
・その他……肌荒れ、むくみ
など

ひとこと
身体と心は密接につながっています。生理前は心身ともに無理のない
ように……。

Q3

PMS／PMDD と思われる症状を
うまく伝えるには？

PMS／PMDD かもしれないと思っています。でもこの症状をうまく言葉にできなくて伝えられません。どうしたらいいでしょうか？

 そんなときはメモに書きましょう。

具体例：書き方のポイント

■ いつ頃から症状が出るのか把握しましょう

月経周期と症状の関係を調べるためにも、症状が出た日はぜひカレンダーや手帳などに記録しましょう。

■ 具体的な症状を書きましょう

専門用語なんて使わなくて大丈夫！ 自分がつらいときに感じた気持ち、感情など気づいたことは何でも書きましょう。

言葉にするのが難しいことは、**目に見える状態にする**と伝えやすくなります。

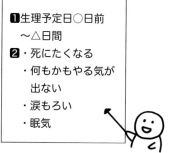

❶ 生理予定日○日前
　～△日間
❷ ・死にたくなる
　・何もかもやる気が
　　出ない
　・涙もろい
　・眠気

 どの段階で病院へ行けばいいですか？

　生理前の症状がつらいです。病院へ行くべきか迷っています。どの段階で病院へ行けばいいでしょうか？

A　あくまでも個人的な考えですが、日常生活（学校、仕事、家事など）、人間関係（家族、友人、職場の人など）に支障をきたしていると感じるようであれば、一度病院へ相談しにいってもよいと思います。

　「診察を受ける」というよりも「どんな治療があるのか話を一度聞いてみよう」という気持ちでぜひ病院へ行ってみてください。

Q5 婦人科／精神科／心療内科、どの診療科がいいですか？

　婦人科と精神科（もしくは心療内科）のどちらに行けばいいのでしょうか？

A 婦人科と精神科（もしくは心療内科）のどちらに行くべきなのかは、ご自身が特にどのような症状に悩んでいるのかによっても異なると思います。私の個人的意見としては、もし身体症状よりも精神症状の方が強いと感じる場合は、婦人科よりも精神科・心療内科の方がいいのかなという気はします。ですが、未だはっきりした正解はないように思います。また、最近では PMS や PMDD の専門外来を開設しているクリニックなどもあります。こういった専門外来の方が症状やつらさがより伝わりやすいというメリットはあるかもしれません。次のコラムを参照してください。

PMS／PMDD 専門外来

SNS で相談を受けるなかで、「婦人科（もしくは精神科や心療内科など）に行ったけれどあまり話を聞いてもらえなかった」という話をよく聞きます。

まだ数としては少ないですが、最近は「PMS（PMDD）外来」を開設している病院・クリニックも増えてきました。専門外来であれば、通常の婦人科、精神科、心療内科より症状も伝わりやすいかもしれません。

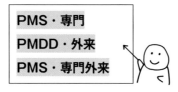

ぜひ興味がある方は、上記のようなワードを組み合わせて検索してみてください。

生理基礎知識

もっと知ろう！ 生理のこと

皆さんは「生理（月経）のメカニズム」についてじっくり考えたことはありますか？ ここでは生理そのものについて考えてみたいと思います。

 そもそも生理ってどんな現象なの？

女性の身体には月経周期というものがあり、生理が始まる約2週間前ごろ、卵巣から卵子が排出されます。これが排卵です。排卵が起こると、子宮は妊娠に備えて受精卵を受け入れる準備をするため、子宮内膜が厚くなります。しかし排出された卵子が受精せず妊娠が起こらなかった場合はこの子宮内膜が不要となるため、毎月血液と一緒に体外へ排出されます。これが**生理**です。

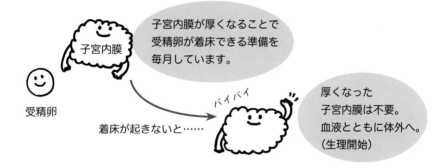

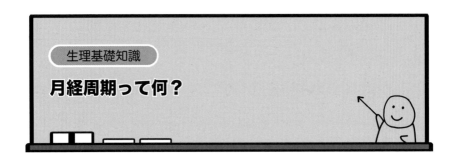

月経周期って何？

　女性には生理（月経）開始日を1日目とし、そこから次の生理が開始する前日まで、約1カ月間の「月経周期」があります。ここではこの月経周期とPMS／PMDDの関係についてまとめてみました。

月経周期とホルモン、PMS／PMDDの関係

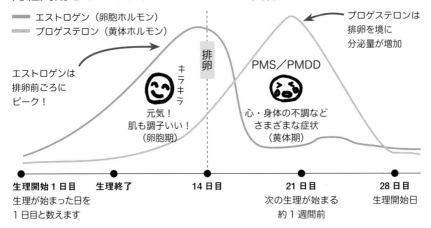

　このように女性の性ホルモンには卵胞ホルモン、黄体ホルモンの2つがあり、排卵を境として2つの分泌量、バランスが変化します。

　PMSやPMDDの原因はいまだ不明な点が多いですが、このホルモンの変化は心や身体にさまざまな影響を及ぼす一因であるとされています。

※これは月経周期を28日とした場合の一例です。また、28日周期の場合でも
　皆が同じとは限りません。

私が PMDD とわかるまで

ここでは、私が月経前の異変を感じてから PMDD とわかるまでの流れをご紹介します。

今から約 10 年前

29 歳の夏から予備校で事務の仕事を始めた私。慣れない仕事や人間関係……。こぢんまりとした職場で皆さんいい方たちだったけれど、今思えば知らず知らずのうちにいろいろなストレスを溜めていたのかな？ と思います。

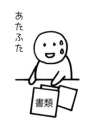

あたふた

書類

3 カ月後

仕事を始めて 3 カ月後の 12 月のある日。仕事中に突然涙が止まらなくなりました。何が悲しいのか、何がつらいのかもわからないけれど号泣。

この日のことはよく覚えています。

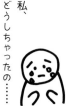

私、どうしちゃったの……

給湯室で
隠れて泣いた

それからというもの、私の心にはいろいろな変化がありました。
例えば……
・なんとなく仕事に行きたくなくなる（月のうち何日か）
　→のちに毎月 1 〜 2 日休むようになりました。
・上司からちょっと言われたことに、ものすごく傷ついて引きずってしまう
・仕事中に理由もなく死にたくなる
これらの症状が生理前に出ていると気づいたのは、少し経ってからのことでした。

29歳の12月ごろから、毎月私の身体と心にさまざまな症状が出ました。最初の頃は症状が生理前に出ていると気づいていませんでしたので、「私どうしちゃったんだろう」ととても不安でした。症状が出て数カ月経った頃、「これって生理周期と関係していない?!」と気づいた私はすぐにネットで検索。まずPMS（月経前症候群）のことを知り、婦人科へ行ったのでした。

最初に行った病院：某大学病院婦人科

一番最初に行った病院では、ほとんど話も聞いてもらえませんでした。「とりあえずうちはピルしか出さないよ。どうする？」と突然言われ、「すぐ決断できないので考えます」と言うと診察は2、3分で終わってしまいました。

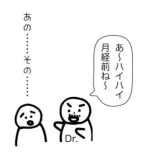

あの……その……

あ〜ハイハイ　月経前ね〜

Dr.

2番目の病院：某レディースクリニック

2番目に行ったクリニックの先生は話をよく聞いてくれました。その病院ではPMSと診断され、漢方薬を処方してもらい、半年近く続けていました（加味逍遥散という漢方）。

ホッ

そりゃつらいよなぁ

おじいちゃん先生

漢方薬は続けていましたが、だんだんと精神症状が悪化していきました。「このままでは私は死ぬかもしれない」そんな恐怖を感じ、親族の精神科医に診てもらうことにしたのでした。

死にたい　消えたい　助けて

私はPMDDとわかるまで約1年かかりました。

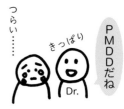

つらい……

きっぱり

PMDDだね

Dr.

第2章

感覚や気分の変化

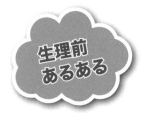

その1　音や声に過敏になる

例えば……

　テレビでバラエティなどの「笑い声」が多い番組を見ていると、「自分が笑われている、ばかにされている」ような気持ちで悲しくなってしまいます。

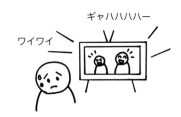

ワイワイ

ギャハハハハー

対策

　私は生理前はテレビをあまりつけず、必要最低限の情報だけを取り入れるようにしています（ニュース、お天気とか）。雑多な音は避けます。

　子供の騒ぐ声（キャー‼ キーッ‼ など）。生理前は子供の高い声を聞くと、正直、気が狂いそうになってしまいます。

対策

　私は生理前は子供が多い場所（ショッピングモール、公園など）に行かないようにしています。
　もし行かざるを得ない場合はイヤホンで音楽を聴きます。

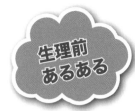
生理前
あるある

その2　においに過敏になる

　生理前はあらゆる感覚が敏感になるように感じます。におい（匂い・臭い）もその一つです。普段なら特に気にならないにおいに反応してしまったり、いつも以上ににおいを強く感じてしまいます。

例えば……
近くにいる人の香水の匂いをいつも以上に感じてしまう。

　生理前は普段の2倍くらい強く感じてしまい、吐き気をもよおしてしまうこともあります。もちろん、自分も香水をつけられません。

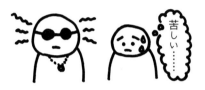
苦しい……

自分の体臭を気にしてしまう。

　特に夏など汗をかく時期は、「私臭くないかな？」「周りの人に臭いと思われてないかな？」と不安になってしまいます。

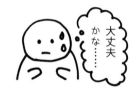
大丈夫かな……

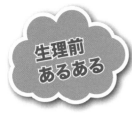

生理前
あるある

その3　人の言葉に過敏になる

例えば……
冗談で言われたことに本気で傷ついて
しまう。

　普段ならうるさいなぁ〜くらいで聞き流
すことにも本気で傷ついてしまいます。生
理前の心はガラスのハートです。

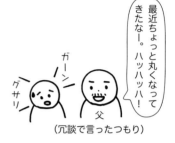

最近ちょっと丸くなって
きたなー。ハッハッハ！

（冗談で言ったつもり）

相手の言葉を深読みしてしまう。
裏を考えてしまう（マイナスに）。

　言葉だけでなく、相手の表情やしぐさ、
態度にも敏感になってしまいます。

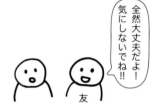

全然大丈夫だよ！
気にしないでね!!

家に帰ってから

全然大丈夫って言ってくれたけれど、
本当は不快な思いをさせてしまったの
では？　友達を傷つけてしまったんじゃ
ないか……？　気を遣ってあんなふうに
言ってくれたのかも……。

モヤモヤ

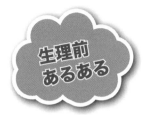

生理前 あるある

その4　情報に過敏になる

　生理前の心はとても敏感です（傷つきやすく涙もろいなど）。人の言動はもちろん、「テレビやネットの情報」に過敏に反応して傷ついたりパニックになったりしてしまうこともあります。

例えばこんな情報
いじめ・虐待・自殺

　いじめ、虐待、自殺……世の中には日々ショッキングな情報があふれています。生理前でなくとももちろん心は痛みますが、生理前は特に悲しく傷つき、「本人はどんな気持ちだったんだろう」と思い、涙が止まらないこともあります。その日一日中ずっと気持ちが落ちたままなことも多いです。

殺人・強盗

　殺人や強盗などのニュースを見ると、「いつか自分も同じような目に遭うのではないか？」と感じ、パニック状態になることがあります。普段なら「怖いな」と思うだけなのに、自分の身にも起こるように感じて動揺しがちです。

対策

　生理前はネットやテレビを見る時間を減らします。自分にとって「心が揺れ動くかもしれない」と感じる情報はできるだけシャットアウトします。（生理前には）「本当に必要な情報」だけを取り入れるように心がけています。

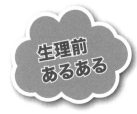

その5 細かいことが気になる

　生理前は普段なら気にしないような細かいことがつい気になってしまいます。気にしすぎた結果、「○○な人だと思われるんじゃないか？」と他者の自分に対する評価まで考えてしまうことも多いです。

例えば……

　友人に買ったプレゼントの包装紙にほんのちょっとのしわを発見。普段なら「まあいいか」と思えるのに、生理前は極端に気にしてしまい、「こんなプレゼントを渡したらテキトーな人だと思われるんじゃないか？」と考えてしまいます。

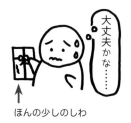

ほんの少しのしわ

　寝ぐせを直したのになかなか直らない髪の毛のハネ。普段なら「まあ誰もそんなの見ていないでしょ！」と思えるのに、生理前は「周りからズボラな人に見られているかな……？」と気にしてしまいます。

ひとこと

気にしたくないのに気にするって疲れますよね。

18

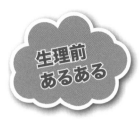

生理前
あるある

その6　注意力が散漫になる

　私の場合、生理前は注意力が大きく低下します。多くのものに意識を向けようとしてもできなかったり、集中しているつもりが気づくとボーッとしていたりします。ミスも増えます。

よくやってしまうこと
忘れ物が増える

　普段忘れ物をほとんどしないのですが、生理前は「うっかり」してしまうことが多いです。いつもと同じつもりなのですが……。

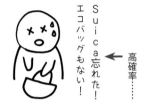

Suica忘れた！
エコバッグもない！

← 高確率……

時々やってしまうこと
無意識に確認を怠ってしまう

　普段から道路を横断するときは「右ヨシ！　左ヨシ！」と心の中で声に出しているのですが、生理前は意識がボーッとして、注意力が低下し、確認を怠ってしまうことも（もちろん無意識に）あります。命に関わりますし、周囲にも迷惑をかけてしまうので、特に気をつけなくてはと思います。

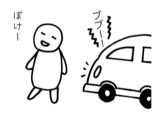

ぽけー

ブブー！

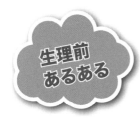

生理前あるある その7 **食欲の変化**

　人によって食欲が増す、減る、それぞれですが、私の場合はそりゃあもう爆裂するほど増します……。

私が独断と偏見で選んだ、生理前に無性に食べたくなるもの

第1位 **マクドナルドのフライドポテト**

　「ただのポテトじゃダメなんだ……どぉ～してもマックのが食べたいんだよぉ! マックじゃなきゃイヤなんじゃー!」ってくらいなぜか生理前はマック（マクドナルド）のポテトを欲します。

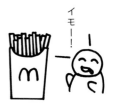

イモー!

第2位 **スーパーのお弁当、お惣菜**

　とにかく揚げものや脂っこいものが美味しい‼ 生理前の私にとってスーパーのお惣菜コーナーはまさにパラダイスなのです。

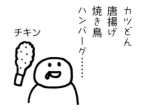

カツどん
唐揚げ
焼き鳥
ハンバーグ……

チキン

第3位 **甘いもの**

　アイスにケーキ、そして何よりも生クリームlove‼ 普段はそこまで甘いものは食べないけれど、この時期だけは別なのです。

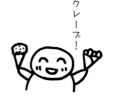

クレープ!

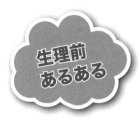

生理前あるある　その8　イライラ

　イライラはPMS／PMDDの方でなくても多くの女性が生理前に経験されているのではないでしょうか？

　普段は何とも思わない場面でイラッとしたり、つい攻撃的な口調や態度になってしまったり……。

私が生理前にイライラしてしまう場面
洋服屋さんで話しかけられること

　店員さん、本当にごめんなさい……。悪気はないけれどつい態度に出てしまうこともあり、生理前は洋服屋さんへ行かないようにしています。

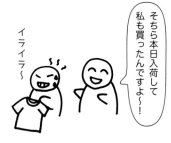

イライラ〜

そちら本日入荷して私も買ったんですよ〜！

何度も同じことを聞かれるとき

　私の場合は親に対してイラつきます。

　普段なら「しかたないなぁ……」ぐらいのことなのに、生理前はカチンときてしまいます。何度も同じ質問をされたり、見れば、あるいは調べればわかるようなことを聞かれたりするとイライラします。

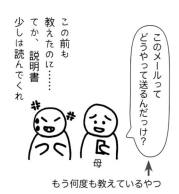

この前も教えたのに……てか、説明書少しは読んでくれ

母

このメールってどうやって送るんだっけ？

もう何度も教えているやつ

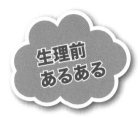生理前あるある　その9　怒りっぽくなる

「その8　イライラ」と大きく関係することですが、生理前は些細な出来事にも瞬間湯沸かし器のように突然怒ってしまうことがあります。自分が普段使わないような暴言を吐いてしまったり、冗談が通じず、本気で怒ってしまったりします。決して怒りたいわけじゃないのに……。

例えば……
ペットのちょっとした悪戯（いたずら）に本気でブチギレてしまう。

普段なら「コラコラ」ぐらいで済むのに、本気でブチギレて「バカ!!」と暴言を吐いてしまいます。決して手を上げたりはしないけれど、「私、なんでこんなに怒ってるの？」と自分に腹が立ちます。

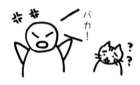

冗談で言われた「おばさん」にキレてしまう。

普段は何とも思わない「おばさん」という冗談の呼び方にイラッときて、「おばさんて言うなよ!!」と突然怒ってしまいました。

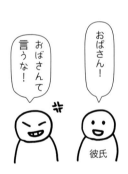

決して**こんなこと言いたいわけじゃない**のです。

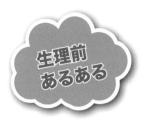

その10 感情を抑制できない

　怒りや悲しみ、憂うつ……生理前はどこからともなく実にさまざまな感情が湧いてきます。そして普段なら自分の心の中にしまっておけるそれらの感情が、生理前は爆発して外にあふれ出てしまうことが多いです。自分で感情をコントロールできないってつらいですよね。

例えば……
怒りバージョン

　ちょっとしたことで怒りのスイッチが入り（生理前は怒りっぽくもなる）、あれこれと言う必要のない日頃の不満まで爆発させてしまいます。あとで「なんであんなに言い過ぎちゃったんだろう」と自己嫌悪に陥ることも多いです。

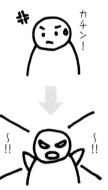

悲しみバージョン

　いったん泣きだすと日頃のつらさや悲しみが一気にあふれてしまい、子供のようにうわー‼ っと泣いてしまいます。泣き疲れてそのまま眠ってしまうこともあります。

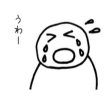

ひとこと
　感情を吐き出すのは決して悪いことではありませんよ。

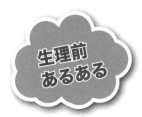

その11　気分がモヤモヤする

　私の場合、生理が始まる約14日前（排卵を過ぎた頃）からなんとなく元気が出ず、気分がモヤモヤしてきます。心に霧がかかって一向に晴れない状態です。それが生理が始まるまでずっと続きます。また、心もとても不安定なので、些細なことですぐ傷ついたり落ち込んだりしてしまいます。

例えるならば……生理前の心は綱渡り状態

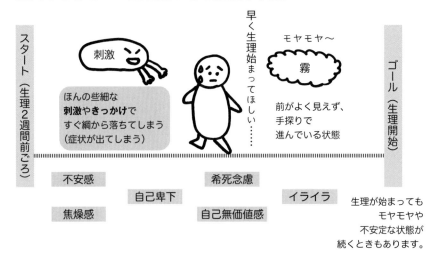

心が不安定になるきっかけ

　PMDD の私にとって、排卵期〜生理前は基本的に心が不安定な状態（生理中も不安定なことが多い）です。それでも時には「お⁉ 今月は割と調子いいかも！」という月もあります。ですがそう思ったのも束の間、ほんの些細な出来事をきっかけに突然不安定になってしまうことがとても多いです。そんなきっかけとなる出来事の一例を書いてみました。

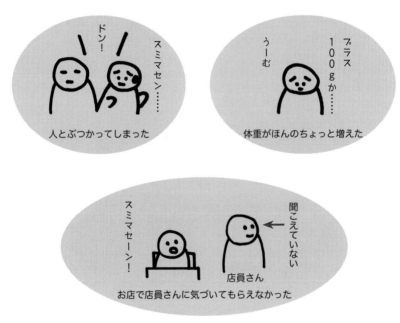

ドン！

スミマセン……

人とぶつかってしまった

うーむ

プラス100gか……

体重がほんのちょっと増えた

スミマセーン！

聞こえていない

店員さん

お店で店員さんに気づいてもらえなかった

　こうした「普段なら特に気にしない」ような小さなことをきっかけに心が不安定になる、気分が落ちるということがとても多いです。それだけ**生理前の心は敏感**ということ。きっかけとなる出来事を予測するのはなかなか難しいけれど、そのつど記録することは大切です。

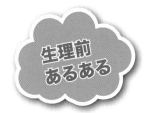

その12　嫌なことを何日も引きずる

　普段は比較的前向きな考えの私は、嫌なことがあっても「まあいいや‼」と思うことが多いです。でも生理前は別人のように考えが後ろ向きになり、嫌な気持ちを何日も引きずってしまうことがあります。

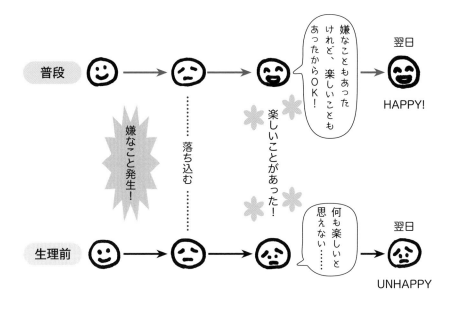

　生理前は「嫌なこと」の場面を何度も思い出しては落ち込む、嫌な気持ちになるということが何日か続きます。決して思い出したくもないのに何度もループしてしまう状況はとてもつらいです。

　本当は楽しいことを考えたいのに、前日の嫌なことを気にしてずっと気分が沈んでいます。**生理前は「嫌なこと」をきっかけに数日気分が沈んだまま**のことも多いです。

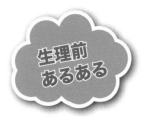生理前あるある

その13　一日の中で気分に波がある

　生理前の精神状態はとても変わりやすいです。特に抑うつ気分は朝が最もひどく午後から夕方にかけて徐々に改善してくる「日内変動」（一日の中で変動すること）もみられます。朝に外出の予定を中止したものの午後から元気になることもしばしばです。

例：PMDD 期のある日の私

8:00 a.m.

　悪夢を見て汗びっしょり。最悪な目覚め。外出する予定だったけど今日はダメだ……ゆっくり休もう。

10:00 a.m.

　あれ？　朝より少し元気になってきたぞ！やっぱり外出できるかも⁉

11:30 a.m.

　出かける準備をしていたら急に死にたくなってきた……やっぱり今日はダメだ。

4:00 p.m.

　朝の状態が嘘みたいに元気！　出かければよかったかな⁉

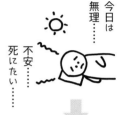

今日は無理……　不安……　死にたい……

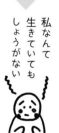

私なんて生きていてもしょうがない

ひとこと

気分に波があるときは無理をしないでくださいね。

第3章

PMDD のつらい精神症状

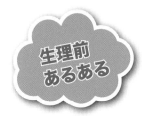
生理前
あるある

その14　強い不安や恐怖を感じる

　不安や恐怖は私の場合、頻繁に出る症状です。「○○が不安」「○○が怖い」というふうに対象がはっきりしているときもあれば、「何に対してかわからないけれど、とにかく不安、怖い」という漠然としたものもあります。

私が実際に経験した不安、恐怖
前から大勢の人が襲ってくる！
人波に消されてしまうのでは!?

　青信号に変わって前から大勢の人が歩いてきたのを見て「私はこの人たちに消されるのでは?!」と思いました。慌てて人のいないところへ逃げました。

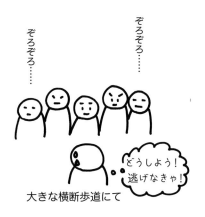
ぞろぞろ……
ぞろぞろ……
どうしよう！逃げなきゃ！
大きな横断歩道にて

いつか大切な彼にふられてしまうのではないか？
別れを告げられるのではないか？

　私の彼は私の病気をとてもよく理解してくれて、いつもそばで支えてくれています。普段はとても幸せで不安などないのに、生理前にだけ「いつかは捨てられてしまうのではないか」という不安がやってきます。

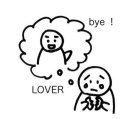
bye！
LOVER

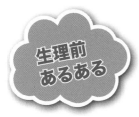

その15　強い孤独感

　生理前は強い孤独を感じてしまうことが多いです。周りには大切な家族や仲間もたくさんいるのに、毎回「私は置いてけぼり……」なぜかそんな気持ちになってしまいます。

イメージ

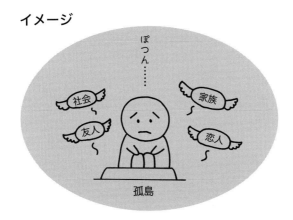

　家族や友人、恋人、そして何より社会全体から置いていかれ、自分ひとりだけが孤島にぽつんと取り残された気分になります。

私の場合

精神症状と SNS の関係

　PMDD の精神症状がつらいとき、私はついスマホをいじってしまうことが多いです。特に「なんとなく憂うつだな……」「今日は何もする気が起きないな……」というときほど、横になってボーッと YouTube か Twitter を見ていることが多いです。そんな私が生理前の精神症状があるときの SNS（Twitter）のメリット、デメリットを考えてみました。

　※あくまでも個人的な考えです。

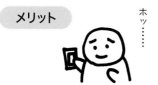

ホッ……

同じように悩む方のツイートを見て「自分だけじゃないんだ」と安心します。リプ（リプライ＝返信）や「いいね」をもらうことで本当に救われたように思います。

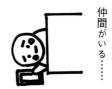

仲間がいる……

たとえリプや「いいね」のやりとりをしなくても「誰かとつながっている」ことを感じ、生理前の孤独感が少しまぎれます。「私はひとりぼっちじゃないんだ」と思えます。

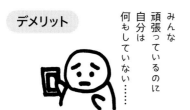

みんな頑張っているのに自分は何もしていない……

つい他人と比べて落ち込んでしまいます。

悪口やちょっとキツい言い方のリプやツイートに本気で傷ついてしまいます。
※普段は気にしません。

　SNS はとっても便利ですが、自分の心の調子によってはメリットにもデメリットにもなりうると感じます。その時々の調子に合わせて適度に使うことが大切なのかなと思っています。SNS が全てではないですよね。

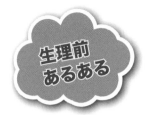
生理前
あるある

その16　過去のつらい記憶を思い出す

　生理前はなぜか過去にあったつらいことを思い出してしまいます。普段は全く忘れているような嫌な記憶。なぜ突然よみがえるのか不思議です。

よく思い出してしまうこと
仕事で失敗して怒られた記憶

　10年以上前の職場での記憶がよみがえることもしばしばです。

子供の頃に「ブス！ デブ！」と言われた記憶

　生理前はただでさえ自分の体型が嫌になります。それに加えて過去に体型のことでいじめられた記憶がよみがえってしまうこともあります。

　生理前は**マイナスなことばかり考えてしまう**けれど、それも**症状**です。だから**自分を責めないで**ください。

過去の記憶

なぜか突然現れる過去の嫌な記憶……（仕事で怒られたこと、恥ずかしかったこと、人から言われて傷ついた言葉なんかが多いです）

「そんなこと忘れろー！ 思い出すなー!!」と気にしないようにしよう、他のことを考えようと頑張ってみるけれど……

次から次へと嫌な記憶がよみがえってしまいます。
生理前の思考って本当に不思議です。

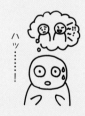

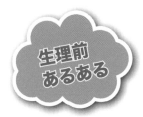

生理前
あるある

その17　自己卑下・自己無価値感

「どうせ自分なんて……」という思いが強く出てしまう、自己卑下や自己無価値感。自分の存在を前向きに捉えられない状態はとてもつらいですよね。

いつもの私

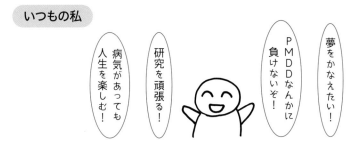

病気があっても人生を楽しむ！

研究を頑張る！

PMDDなんかに負けないぞ！

夢をかなえたい！

生理前の私

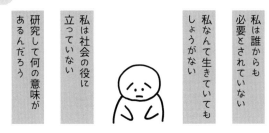

研究して何の意味があるんだろう

私は社会の役に立っていない

私なんて生きていてもしょうがない

私は誰からも必要とされていない

　自己卑下や自己無価値感が強くなると希死念慮（死にたい気持ち）につながってしまうこともあります。でもこれだけは忘れないでください。**症状の出ているときの自分は、本当の自分じゃない**のです。

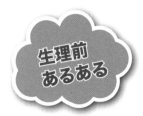
生理前
あるある

その18　他人と比べてしまう

　生理前は「どうせ自分なんて……」という思い（自己卑下、自己無価値感）が強くなると同時に、つい他人と自分を比べてしまいます。特に自分と同世代、もしくは自分より若い人の活躍を見て、「この人はこんなに頑張っているのに、私は……」と自己嫌悪に陥ることが多いです。

例えば……
テレビを見ていて

　生理前は自分と同世代、もしくは自分より若くて活躍している芸能人がいつも以上にキラキラ輝いて見えてしまい、「それに比べて私は……」とすぐ落ち込んでしまいます。「芸能人と比べてもしょうがない！」と頭ではわかっているのに、なぜかついつい比較してしまいます。

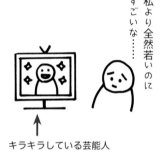
私より全然若いのにすごいな……

↑
キラキラしている芸能人

街を歩いていて

　生理前は自分の顔やスタイルをとても気にしてしまいます。そんなときに街でカワイイ女性、キレイな女性を見ると、「スタイルよくてキレイでいいなぁ。それに比べて私なんて……」とつい自分の容姿に対して悲観的になってしまいます。

うらやましい……

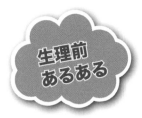

その19　強い自責感

「自責」とは、読んで字のごとく「自分を責めてしまう」ことです。生理前はさまざまな出来事に対してマイナス思考になりがちですが、自分自身に対しても「自分が悪いんだ」という考えが頻繁に現れます。「決して自分が悪いわけじゃない！」と頭ではわかっているのに、どこからともなく自分を責める気持ちが湧いてしまいます。

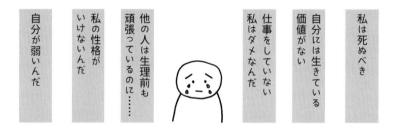

普段の私は、上記のようなことを考えません。しかし生理が近くなるにつれてだんだんとこれらの考えが湧き上がり、「死にたい、消えたい」という思いにつながります。

大切なこと

生理前の症状は決して**「自分が弱いから」生じるわけではありません**。

生理前に自分を強く責めてしまう、非難してしまう、それこそが症状の一つでもあります。

ひとこと

症状としっかり向き合うことで十分頑張っているのですよ。

自分を責めてしまう方へ

　私はSNSで自分と同じような症状をもつ方の相談を受ける活動をしていますが、そのなかで、自分自身を責めている方がとても多くいることに気づきます。「自分が弱いからこうなるんだ」「他の人は生理前でも頑張っているのに、私はできない」、そんなふうに自分が悪いと思っている方がとても多くいるのです。

　PMS／PMDDは決して自分のせいではありません。

　PMSやPMDDのはっきりとした原因はいまだ解明されていません。しかし、月経周期によるホルモン分泌の変化が関係していることは間違いないようです。他にもストレスや性格特性などさまざまな要因が関係していますが、だからといって決してあなた自身が悪いわけではありません。

　どうか自分をあまり責めず、むしろつらいなかでも頑張っている自分を褒めてあげてください。

Q6 どうしたら前向きに受け入れられますか？

　どうしたら PMS／PMDD の自分を前向きに受け入れることができますか？

A 病気の自分を前向きに受け入れられるようになるきっかけは人それぞれだと思います。いつどんなタイミングで病気や自分に対する見方が変化するかはわかりません。私自身は PMDD の自分を前向きに受け入れられるようになるまでに 7 年の歳月を要しました。ただひとつ強く伝えたいのは、「病気の自分が全て」とは受け止めないでほしいということです。病気は自分の一部であり決して全てではありません。この点はぜひ忘れずにいてほしいと思います。

ある日

頑張って笑おうとしてもできない

　PMDD症状がひどいときは笑えないし、笑い方を忘れる。でも無理に笑おうとしなくていい。自然と笑顔になれるまで、そのままでいいんだよ。

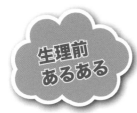

その20　とにかく傷つきやすい

　これは「その3　人の言葉に過敏になる」、「その14　強い不安や恐怖を感じる」とも共通していますが、生理前はとにかく心が過敏です。人のちょっとした言動を気にしたり、相手は全くそんなつもりがないのに自分でマイナスに解釈して傷ついてしまったりします。

私が最近生理前に傷ついてしまったこと

相手がちょっと語気を強めただけで傷つく。

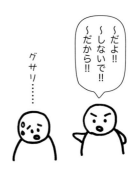

　これは本当によくあります。決して傷つくような内容ではないのに、語気が少し強いだけで怒られているように感じてよく泣いてしまいます。

お店で店員にクレームを言っている人がいると、自分が怒られているように感じてショックを受けてしまう。

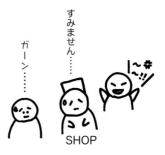

　自分は全く無関係なのに、なぜか本気で傷ついてしまいます。恐怖を感じてしまうほどのときもあります。

対策

　生理前は人と会うことを避ける。刺激になりそうなところに行かないなど。

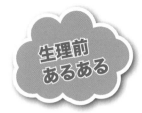 その21 　悪夢を見る

　生理予定日の1週間前ごろになると、私はよく悪夢を見ます。恐ろしい夢、悲しい夢、ショックを受ける夢……毎回内容は変わりますが、汗びっしょりで起きて、一日中引きずってしまうこともあります。

よく見る夢
大切な人がいなくなってしまう夢

　「大切な人」は恋人や家族であることが多いです。夢の中で、目の前から突然消えてしまうこともあれば、亡くなってしまうこともあります。涙ボロボロで目が覚めます。

めちゃくちゃ怒られる夢

　怒っている人は知り合いの場合もあれば、全く知らない人、なぜか全く気にも留めない芸能人のこともあります。とにかくよく怒鳴られます。

凶器を持った人に追いかけられる夢

　この夢はとにかくもうめちゃくちゃ怖いです。殺人犯だったり泥棒だったり、設定は変わります。よく泣きながら夢の中で逃げています。

ひとこと

　あくまでも「夢」なんですよ！

悪夢①

今日見た夢 （X年12月2日）

　夢から覚めると孤独感、不安感でいっぱいになりました。どうして生理前ってこんなに悪夢を見るのでしょうか……。目の前に大勢の人がいて、自分もその輪に入りたいのに、足が思うように動かず、自分の声も届きません。一人ぼっちにされてしまうという夢でした。

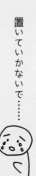

置いていかないで……

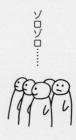

ゾロゾロ……

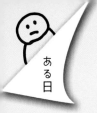

悪夢②

今日見た夢 (X年1月3日)

ビルとビルの間になぜか京都の東寺。
周囲のビルや家も全て真っ暗。
怖い……。
動けない……。
足がしびれて動かない。

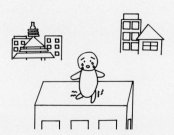

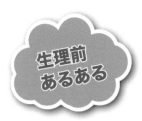

生理前
あるある

その22　涙もろい

　これは「その20　とにかく傷つきやすい」とも大きく関係しています
が、生理前はとにかくすぐ泣いてしまいます。

　ちょっとしたことに傷ついて涙することもあれば、特に理由もなく泣い
てしまうこともあります。「決して泣きたいわけではないのに、涙が止ま
らない」というのが近いかもしれません。

昔、実際にあったこと

　今から約5年前、私は当時付き合っていた彼と
夜、車に乗っておしゃべりしていました。このと
きはちょうど生理前でした。

　ふと窓から夜空を見上げるとそこにはキラキラ
と輝く星たちが。その星を見たとたん、「私はこの
広い世界でちっぽけな存在なんだ」となぜか思っ
てしまい、彼の前で突然泣きだしてしまったので
した。

私がいなくなっても
世界は何も
変わらない……

　「迷惑かけてゴメン……でもこれは症状なんだ」
と伝えましたが、彼はため息をつくばかり（それ
以前にも同じようなことがありました）。今思え
ば、もっと勇気を出して自分の病気について話す
べきだったなと後悔しています。

はぁ〜　　ごめん

　でも……**生理前の感情はコントロールできない**のです。

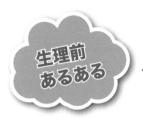
生理前 あるある

その23　不吉な想像をしてしまう

　生理前は何でもマイナスに考えてしまいがち。

　ですが、それ以上に恐ろしい想像をしてしまうことがあります。普段ならあまり気にしないようなことを気にして、さらに不吉なことを考えてしまいます。そんなこと思いたくもないのに思ってしまうのです。生理前の思考はコントロールできません。

生理前に考えてしまう不吉なこと

「駐車するためにバックしている車が、アクセルとブレーキを間違えて私に突っ込んでくるのではないか？」

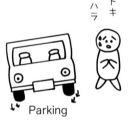

ドキドキ ハラハラ

Parking

　ひどいときにはなぜかその事故現場まで頭に浮かんでしまいます。

　そんなこと考えたくもないのに……。

「もしこの隣のおじさんが刃物を持っていて突然暴れだしたら、私は真っ先に刺されるのではないか？」

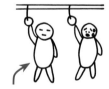

電車

一見ちょっと怖そうなおじさん

　なんでこんなことを想像してしまうのかわかりません。そして、人に対してこんなことを思ってしまう自分に嫌気がさして、自己嫌悪から希死念慮につながってしまうこともあります。

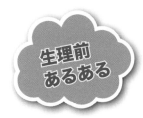
生理前
あるある
その24　希死念慮

　PMDD に限らず、希死念慮はさまざまな精神疾患の症状として現れる
ものです。自殺願望と同じ意味として用いられることもあるようですが、
希死念慮には「具体的な理由もなく死にたい、消えたい」という意味合い
が強いです。

私の希死念慮

　PMDD である私の場合、希死念慮はほぼ毎月出ます。私の場合は「死
にたい」よりも「消えたい」が強く、特に以下のようなことを考えていま
す。

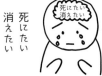

・透明人間になって誰にも気づかれずいなく
　なりたい
・眠ってこのまま目覚めなきゃいいのに
・泡みたいに一瞬で消えてしまいたい

希死念慮が出ると
これ以外考えられない……

希死念慮の対処法　　　　　　　　　　　　　　※ p.51、52も参照

❶つらい思いをツイートする！ メモする！

　つらい気持ちを自分の外に出すのはとても大切なことです。
　「これは本来の私じゃない。病気の症状なんだ」と再確認すること
もできます。

❷頓服薬を飲んで寝る！

　どうしても耐えられないときは薬に頼り、そしてとにかく休みま
す。

希死念慮とは何か

　希死念慮とは、簡単に言えば「死にたい」「消えたい」などと思うこと。

　自殺願望と同じような意味で使われることもあるようですが、希死念慮のほうが「具体的な理由もなく死にたい・消えたい」という意味合いが強いようです。

　精神疾患の症状として当事者ならよく耳にする希死念慮。これを書いたのは私の母の「希死念慮って何?」という言葉がきっかけでした。当事者はよく知る言葉でも、当事者以外にとっては馴染みのない言葉です。だからこそ、こういう「症状」もあるのだということを伝えていきたいです。

　※ PMDD の症状にも希死念慮があります。

希死念慮の現れ方の違い

　ある日（X年5月12日）の私です。今日で生理が終わってちょうど1週間経つのですが、なぜか死にたいと思ってしまう精神症状（希死念慮）が現れました。「なんで今頃⁉」という驚きとともに、「いつもの希死念慮の出方と違う」ことに気がつきました。

　症状の現れ方にはパターンがあるのかな？　そんな疑問を図にしてみました。

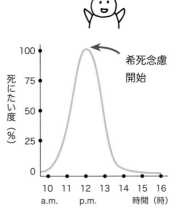

どちらも 12:00 p.m. に希死念慮が出たとした場合

希死念慮開始

いつものパターン

　私の場合、生理前の希死念慮は突然始まります。何かきっかけがあるときもあれば、ないときもあります。突然死にたい度100％が襲ってきます。ただ、時間としては短く、バァーッと泣いて10〜15分程度でおさまることが多いです。

今日のパターン

　今日は起きた瞬間から死にたい度60％くらいの希死念慮がやってきました。そして夜になった今も50〜60％くらいの死にたい気持ちがダラダラと続いています。いつものパターンと比べて圧倒的に時間が長いので、精神的な疲労がたまります。

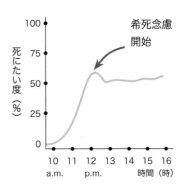

希死念慮開始

希死念慮のパターン

多くの精神疾患で精神症状として現れる希死念慮。具体的な理由などはないのに、症状として漠然と「死にたい、消えたい」と思ってしまう状態です。私の場合は PMDD の症状として生理前に「透明人間になって誰にも気づかれずに消えてしまいたい」と思うことが多いです。ただ希死念慮の現れ方は毎回同じではなく、私の場合は主に2パターンあります（パターン名は勝手に考えました）。

パターン1 　一気にドバーッと型

突然大きな「死にたい欲」がやってくるパターン。気持ちを抑えきれずに大号泣して「死にたい!!」とわめいてしまいます。ただ私の場合、このパターンだと大号泣して10〜15分ほどで落ち着きます。イメージとしては発作的な感じです。一気に感情を吐き出すことで少し楽になるのかもしれません。

死にたい
消えたい

もうやだ

パターン2 　ゆっくりモヤモヤ型

最近多いのがこのパターン。

「パターン1」ほど死にたい欲が強いわけではないけれど「なんとなく死にたい」気持ちが数時間から数日続きます。泣こうにも泣けず感情が閉じこもっているような感じです。長時間続くことも多いので、私はこちらのほうがつらいです。

泣くほどでは
ないけれど

なんとなく死にたい

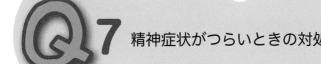

Q7 精神症状がつらいときの対処法は？

　精神症状（例：不安や抑うつ、死にたい気持ちなど）がつらいときの対処法はありますか？

　　精神症状がつらいときに適した対処は人によって異なると思いますが、私が毎回行っているのは、つらい症状やそのときの感情をメモやツイートなど「目に見える状態」として外に吐き出すことです。私の場合は症状を目に見えるようにすることで「これは病気の症状なんだよね。本来の自分の姿ではないんだよね」と確認することができ、少しホッとした気持ちになります。「PMDD の症状が出ている自分」と「本来の元気なときの自分」を分けて捉えることは、個人的にとても大事にしていることです。詳しくは、次のページを参照してください。

希死念慮が出たときの対処

私の場合

精神疾患のつらい症状である希死念慮。私は生理前の PMDD 症状として毎月「死にたい、消えたい」と思ってしまいます。

そんな私が死にたくなったときにしている対処をご紹介します。

具体例：私の対処とポイント

❶家で死にたくなったとき：症状、今の気持ちを紙に書く

紙に書くだけでなく、Twitter につぶやくこともしています。自分の今の症状を外に出し、「目に見える状態」にすることで、「これは病気の症状だよ。本当の私じゃないんだよ」と再確認することができます。

> メモ
> ・死にたい
> ・消えたい
> ・この世から
> 　いなくなりたい

死にたい　消えたい

ポイント 死にたい気持ちを自分の中に閉じ込めずに外に出すことです。

❷外出先（外）で死にたくなったとき：自分が落ち着ける場所を探す

私の場合

・トイレの個室（デパート、ホテルなどのできるだけきれいな所）

・漫画喫茶の個室　・カフェの隅の席

トイレや漫画喫茶の個室で思いっきり泣く、カフェの隅の席で好きな音楽を聴きながら温かいものを飲むなどしています。

どうしよう……こんな街なかで……

ポイント できるだけ自分を楽な状態にもっていくよう心がけています。

第4章

行動、人との関わり

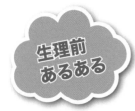
生理前
あるある

その 25　強迫的な行動

　あくまでも私の場合ですが、生理前は、強迫的に同じ行動を繰り返してしまいます。例えば火の元や戸締まり、コンセント。普段から慎重なほうですが、生理前は確認の回数が増えます。

特にやってしまうこと 2 選

❶コンセントの確認

　普段は思わないのに、生理前は「コンセントから発火して火事を起こしてしまうのでは？」という不安が湧いてしまうため、部屋のコンセントは、プラグを全て抜いてから外出します。それでも不安が消えず、コンセントを何度も指差し確認します。

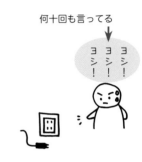

何十回も言ってる

ヨシ！
ヨシ！
ヨシ！

❷冷暖房のスイッチOFF確認

　これは以前勤めていた職場のときに悪化しました。スイッチ OFF を何度確認しても「もし勝手に電源が入ってしまったらどうしよう」との思いから、しばらくエアコンの前で動けませんでした。帰りの電車に乗り遅れたことが何度もありました。

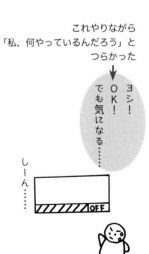

これやりながら
「私、何やっているんだろう」と
つらかった

ヨシ！
OK！
でも気になる……

しーん……

OFF

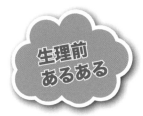

生理前
あるある

その26　何もしたくない

　身体的にも精神的にも本当にさまざまな症状が現れる生理前。この時期は「やらなきゃいけないのにできない」「動きたいのに動けない」という無気力な状態になってしまうことが多々あります。何もせずに気づけば夜になっていた……なんてこともしょっちゅうです。

例：私のある無気力な一日

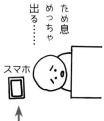

ため息めっちゃ出る……

スマホ

特に見たいものがあるわけじゃないけれど、TwitterとYouTubeをずっと流している。

・食事とトイレ以外はずっと布団の中。
・やらなきゃいけないこと（締め切りが近いものとか）が気になるけれど動けない。
・寝たり起きたりの繰り返し。
・気づけば夜になっている。「私は一日何をやっていたんだ」と落ち込む。

ひとこと

何もできないとつい自分を責めてしまいがち。でもそれは「生理前の症状によるもの」であって、決して自分が弱いわけでも悪いわけでもないのですよ。

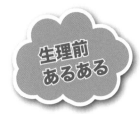

生理前
あるある

その27　話がまとまらない

　生理前の精神症状として思考力や集中力、判断力の低下といったものがあります。その影響で生理前は上手に話すことができず、支離滅裂な発言をしてしまうこともあります。さらに生理前は小さなことを気にしがちです。あとで思い返して落ち込む、なんてこともよくあります。

よくあるパターン

　伝えたい内容はあるのにそれを言葉で表現するのが難しく、しどろもどろになってしまいます。思っていたのと違う言葉がポンッと出てしまうこともあります。話しながら、「私、何言ってんだろ？」とよく思います。

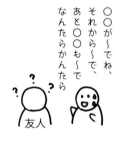

○○が〜でね、
それから〜で、
あと○○も〜で
なんたらかんたら

友人

帰宅後

　とにかく落ち込みます。「なんであんな言い方しちゃったんだろう」と考えることもあれば、「相手に失礼な発言をしてしまったのでは」と気になって眠れなくなることもあります。

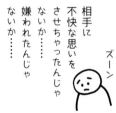

相手に
不快な思いを
させちゃったんじゃ
ないか……
嫌われたんじゃ
ないか……

ズーン

普段なら

　「今度から気をつければ大丈夫だよね！　あんまり気にしないでいいや」

前向き

ひとこと

　失敗してもあまり自分を責めないこと。「生理前はしかたない」と開き直る気持ちも大切です。

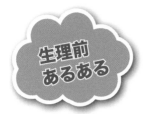
生理前
あるある

その28　自分の容姿が嫌になる

　「生理前はいつも体重が増えてしまう」という悩みをお持ちの方は多いのではないでしょうか？　生理前は身体が水分や栄養をためこみやすく、加えてむくみ、便秘、食欲の変化（過食気味になる人が多い）など、身体にさまざまな症状が現れます。一時的に体重が増えてしまうのはこのためです。これらは生理周期によるホルモンバランスの変化が原因とされています。ホルモンの変化によるものなので、生理前はどうしてもやせにくくなります。

生理前の自分あるある
❶鏡を見たくない

　鏡に映る丸々とした自分を見ると一気に憂うつな気分になります。毎回「なんで私はこんなに太っているんだろう」と自己嫌悪に陥ります。

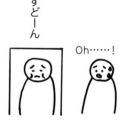
ずどーん
Oh……！

❷デニムがパツパツ

　普段着ているお気に入りの洋服がどれもパツパツ。スキニーデニムなんてもってのほかです。ゴムのものをつい選んでしまいます。

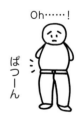
Oh……！
ぱつーん

ひとこと

　生理前はストレスをためこみすぎず、自分の欲を解放してあげることも大切です。そして何より自分を責めすぎないことを心がけましょう。

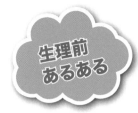

その29　人に会いたくない

　これは「その15　強い孤独感」と矛盾していますが、生理前は「私は家族や友人、社会全体から置いていかれている……さびしい」と感じるにもかかわらず、「誰にも会いたくない」と思ってしまいます。「誰かと一緒にいたい、でも会いたくない」という自分でも「？」な考え方になることも多いです。

よくあるパターン

　生理前にはどんなに大好きな相手でも「会いたくない、自分の姿を見られたくない」と思ってしまうときがあります。本当に申し訳ないと思いつつドタキャンしてしまうこともあります。

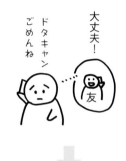

　断ったあとは毎回罪悪感でいっぱいになります。
　人に迷惑をかけているという思いから、毎回自分を責めてしまいます。「相手にどう思われただろう？」と気にしてしまうこともよくあります。

　さらに考えすぎると「どうせ私はダメなやつなんだ」と自己卑下し、「死にたい」という思いにつながってしまうこともあります。

ひとこと

自分を責めなくていいのですよ。理解してくれる周りへの感謝は忘れず、「でもまぁ、しかたないか」という気持ちを大切にしましょう。

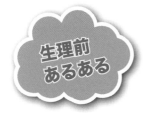

生理前
あるある

その30　人の視線が気になる

　生理前は人の視線を気にしてしまいます。

　ちょっと目が合うだけで、「なんで私のこと見てるの？」と自意識過剰気味になってしまうこともあります。

こういうときに浮かぶ思考
その1．なにこっち見てんだよ。

　　→別に見ているわけじゃないのに。

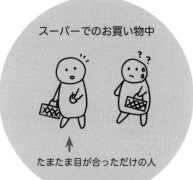

スーパーでのお買い物中

たまたま目が合っただけの人

その2．なんで見てるの？
　　　　　私、何か変……？

その3．なんかわからないけれど怖い。

　　→私は生理前に人が怖くなってしまう傾向が強いです。

　あとは勝手にその人と自分を比べて（容姿とか）勝手に落ち込むという状況に陥ることもあります。

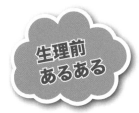
生理前
あるある

その31　言葉の裏を考えてしまう

　生理前は人から言われた言葉の「裏側」をつい考えてしまいます。「あ
あ言っていたけれど、実は○○の意味だったんじゃないか?」「本当は
○○なのに気を遣ってこう言ってくれたんじゃないのか?」と言われた言
葉の「本当の意味」を勝手に考えて落ち込むことが多いです。

例えば……
洋服屋さんにて

　店員さんの「サイズぴったりですね!」と
いう言葉を勝手に「ぴったり……? 実はパッ
パツってことなのかな?」と捉えて落ち込み
ます(もちろん店員さんはそんなつもりはな
いのに)。

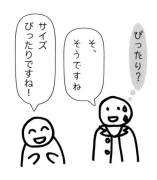

彼氏との会話にて

　予定の内容を詳しく言わない→私に言えな
いような用事なの? →もしかして「女の子と
会う=浮気」なのかな? と勝手に考えて不
安になってしまいました(生理前にこのよう
に考えてしまうことを彼には伝えています)。

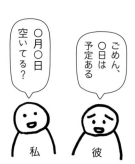

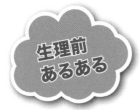

その32　人の表情の変化に過敏になる

生理前は相手の表情の変化に敏感になり、「何か失礼なことを言っちゃったかな?」「今の発言は不快だったかな?」とつい考えてしまいます。相手の顔色をうかがって気を遣いすぎてしまい、クタクタに疲れてしまうこともよくあります。

例えば……

友達との会話中

友達の表情の変化が気になり、「無理な提案をしちゃったかな?」「まずいことを言っちゃったかも?」と考えてしまいます。何か悪いことをしたわけでもないのに「ごめんね」と謝ってしまうことも多いです。

ひとこと

相手を気遣うのは大切なことですが、気を遣いすぎると自分が疲れてしまいますよね。

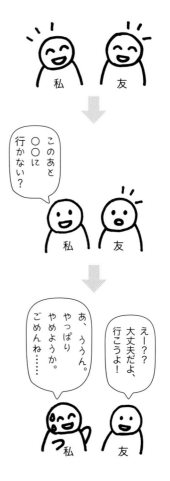

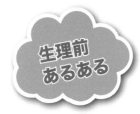

生理前
あるある

その33　失敗を恐れてしまう

　生理前に限らず失敗はできるだけしたくないものですが、生理前は失敗を極端に恐れてしまいます。「間違ったらどうしよう……」そんなことばかりを考え、つい消極的な行動・態度になってしまいます。

例えば……

学校のオンライン授業にて

　普段は「失敗しても全然いいじゃん‼」「失敗したって死ぬわけじゃないし！」と思えます。それなのに、生理前は「失敗したら全て終わりだ……」とネガティブになってしまいます。

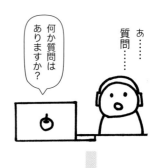

あ……
質問……

何か質問は
ありますか？

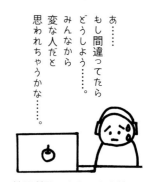

あ……
もし間違ってたら
どうしよう……。
みんなから
変な人だと
思われちゃうかな……。

結局質問できないまま終わる

ひとこと

　失敗は成功のもと！　ですよ。

Q8 身近な人に PMS／PMDD を理解してもらうには？

　家族、友達、パートナーなど身近な人が PMS／PMDD を理解してくれません。症状やつらさを理解してもらうにはどうしたらいいですか？

　　　私の個人的な考えではありますが、PMS／PMDD の症状を完全に理解してもらうのはやはり難しいことだと感じます。自分が経験したことのないものを理解するのはやはり簡単なことではありません。だからこそ、「理解して！」という気持ちではなく、「少しでも知ってもらえたら嬉しい」という気持ちで伝えることが大切だと思います。「理解してもらおう」という気持ちが強いとつい感情的になったり、「どうして理解してくれないのか？」という思いが先行してしまうように思います。大切なのは、相手の立場に立ち、自分の症状やつらさを丁寧に伝えること。決して一度で全てを聞いてもらおうとせず、何度も丁寧に話すことが大切だと思います。また、自分の症状やつらさを上手く言葉で伝えられないという場合は、「どんな症状が出るのか？　その際にどんな対応をしてもらいたいのか？」を紙に書いて示しながら話すことをおすすめします。次のページのコラムも参考にしてください。

パートナーへ伝えておくことの例

　よく私が SNS で相談をいただく内容で「パートナーに自分の PMS／PMDD 症状を上手く伝えられません」というものがあります。私がおすすめしているのは紙や LINE など「目に見えるもの」として伝えることです。自分の症状や、症状が出る期間、さらにその期間中どう接してほしいかを事前に伝えておくことが重要だと思います。

例

●**生理開始**
毎月およそ 20 日ごろ

●**排卵**
毎月およそ 6 日ごろ

●**PMS／PMDD の症状が現れる時期**
生理が始まる約 10 日前〜

●**生理前にどうしてほしいか？**
症状が出ているときは一人でそっとしておいてください。

●**主な症状**
こころ
・涙もろくなる
・死にたいと思ってしまう
・不安でいっぱいになる
・自分が嫌いになる
・イライラしてしまう

からだ
・頭痛　・腰痛　・とにかくだるい
・眠くなる　　・疲れやすい

　大切なのは、生理前にこのような状態になってしまうのは「あくまでも症状なんだよ」というのを伝えておくことだと私は思います。メモや LINE など「目に見えるもの」として残しておくことで、パートナーも毎月見返すことができます。

生理前の外出で気をつけていること

　私はPMDD期に入るといろいろなことが刺激となってしまうため、特に生理直前はあまり外出しないようにしています。それでも外に出なければならない、そんなときは以下のような工夫を心がけています。

具体例：私の工夫

■子供が多い場所には行かない

　生理前に私が最も苦手なのが子供の声。特に小さい子の高いキャーキャーした声は苦手です。そのため、子供の多い公園やショッピングモール、幼稚園の前などもできるだけ避けるようにしています。

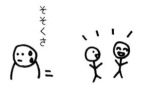

■必ずイヤホンを持ち歩く

　上記の1にも関係していますが、生理前はできるだけ外の音を遮断して自分の世界に入るよう心がけています。そのためイヤホンは必需品です。

■できるだけ人と話さない

　これは一人で出かけたときに心がけていることです。例えば有人レジとセルフレジがあったらセルフレジを選ぶなど、人と関わる時間を減らすようにしています（決して無視するというわけではありません）。

Not speak.

「まあいっか！」の精神

声に出すのがポイント。

病気に邪魔されてできないこともあるけれど……。

心の「余白」を大切に。

「まあ、いっか！」

第5章

PMDD との闘い

PMDD と闘うイメージ

　毎月いろんな武器を投げかけてくる PMDD マン。時には強い攻撃にくじけそうになってしまうけれど、強い心があればきっと大丈夫。負けずに立ち向かいます！

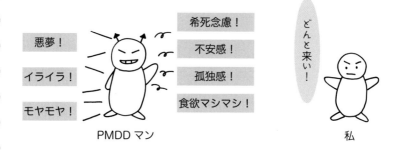

　「PMDD マン」のように闘う対象を具現化する（自分なりに形をイメージしてみる）と、自分を責めるのではなく、症状と闘う自分をいたわる気持ちや、つらいなかでも頑張っている自分を褒めようという気持ちにもつながるかもしれません。

PMDD 当事者である私の
生理前約 14 日間の闘い

　生理が始まる約 2 週間前（排卵の頃）、私の心と身体は少しずつ変化していきます。そう、PMDD。PMDD の症状が現れる期間は人それぞれですが、私の場合は生理開始約 14 日前、排卵の時期から症状が少しずつ出始めます。ここから 14 日間はまさに症状との闘いです。ただし闘いのパターンも毎回同じとはかぎりません。そのパターンを図にしました。

1 「長期戦」パターン

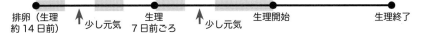

徐々に軽快

排卵（生理　　　　　　　　生理　　　　　　　　生理開始　　　　　　生理終了
約 14 日前）　　　　　　　7 日前ごろ

　これは一番つらいです。生理開始 14 日前ごろから生理が開始するまでの約 2 週間（＝ほぼ半月）ずーっと心身ともに不調です。今でもたまにあります。1 カ月の約半分を生理に振り回されていることになります。

2 「短期戦何度も」パターン

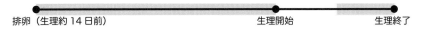

排卵（生理　　↑少し元気　生理　　↑少し元気　生理開始　　　　　　生理終了
約 14 日前）　　　　　　　7 日前ごろ

　私はこのパターンが多いです。生理が始まるまでの 14 日間、不調→少し元気→不調→少し元気、を繰り返します。

番外編：「まだ終わってなかったの？」パターン

排卵（生理約 14 日前）　　　　　　　　　　　　生理開始　　　　　　生理終了

　一般的に PMDD は生理が始まると徐々に症状軽快か症状消失、とされていますが、私の場合はだいたい生理 4 〜 5 日目ごろにも再び心の不調がやってきます。

PMDD の私の 1 カ月

　PMS や PMDD は「月経開始○日前（人によって違いますが、私はだいたい 14 日前）から症状が出始め、月経が始まると症状が徐々に消失もしくは軽減する」とされています。しかしこの期間には個人差があり、私の場合は 1 カ月の約 3/4（4 分の 3）を症状に振り回されている感じです。

排卵

生理開始
約 14 日前

なんだかなぁ

モヤモヤ期

　私は生理が始まる約 14 日前（排卵のとき）以降、少しずつ症状が現れます。ものすごくつらい！　というよりも少しずつ心が曇（くも）ってモヤモヤしていくような感じです。

約 7 日前

助けて……　死にたい　つらい

暗黒期

　1 カ月で最もつらい生理開始 7 日前ごろ。死にたい気持ちが最もよく現れる時期でもあります。心も身体も絶不調です。

生理開始

痛い！　おなか

生理しんどい期

　私は生理自体も重いため、生理が始まると腹痛やめまいといった身体の症状がつらいです。精神症状は生理 4、5 日目ごろにまた出てくることが多いです。

生理
4、5 日目

生理終了

ひゃっほー！

キラキラ期

　1 カ月の中で貴重な生理終了から次の排卵までの 7 日間！この時期が唯一の生理を気にせずにいられる期間です。まれにこの期間に精神症状が出ることもあります。

排卵

↓ また次のモヤモヤ期へ突入……

排卵期から生理開始直前までの図解

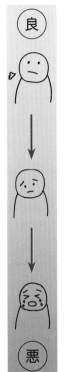

排卵期〜生理開始 7 日前ごろ

・とにかく心がモヤモヤ

・何をしてもいまいち楽しくない

・なんだかわからないけれど不安

・小さなことでも落ち込む

生理開始 7 日前〜生理開始直前（2、3 日前ごろ）

・一日の中で気分の波がある

・モヤモヤだけでなくソワソワもあって気持ちが落ち着かない

・なんだかわからないけれど、いろんなことに恐怖を感じる

生理開始直前

・とにかく死にたい

・私はなんで生きてるの？

・みんなから責められているような気持ちになる

・とにかく早く生理来て！　と願うばかり……

PMDD が悪化したときの話

PMDD を発症して約 10 年になる私ですが、これは PMDD が悪化した
ときの話です。今は病気と向き合い、PMS や PMDD に悩む方の支援者を
目指す私ですが、数年前は本当にひどい状態でした。

29 歳　PMDD 発症

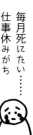

毎月死にたい……
仕事休みがち

私は 29 歳の 12 月から PMDD 症状が始まりました（PMDD
と診断されたのは、その約 1 年後です）。30 歳から精神科の服
薬による治療が始まったものの、効果を感じるようになるま
でには数年かかりました。薬の副作用がひどく出ました。

33 歳ごろ　失恋と会社倒産

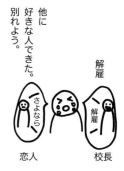

他に
好きな人
できた。
別れよう。

解雇

さよなら

解雇

恋人

校長

32 歳の終わり頃、働いていた予備校が閉鎖した
ことにより失業。さらに数カ月後、結婚を考えて
いた彼（当時の恋人）にふられました。この 2 つ
が重なり、私の心の中で何かが崩壊。明らかに
PMDD 症状は悪化しました。ストレスは PMDD
の発症にも悪化にも大きく関わります。

　上記のように、私は 33 歳の大きな出来事がきっかけで PMDD が悪化
しました。当時は毎日「どうやって死のうか？」ばかり考えていました。
今もつらい症状は多々ありますが、その地獄のような日々があったからこ
そ今があります。生理前の症状で死にたくなる方も多いと思いますが、必
ず出口はあります。**どうか自分を責めず、つらいときはたくさん自分をい
たわってあげてください。**

私の場合

病気に対する見方、捉え方

　私は自分の病気（PMDD：月経前不快気分障害）を前向きに捉えられるようになるまで、7年ほどの時間がかかりました。今は自分自身に誇りを持って生きていますが、そう思えるようになった背景には、「病気や自分に対する見方、捉え方」の変化がありました。

以前の私（3、4年前まで）
私=病気の自分

　以前の私は自分自身を「PMDDの自分」と捉えていました。そんな自分に負い目を感じ、「どうせ私なんて……」「私は病気だから……」と常にマイナス思考でした。

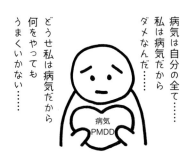

病気は自分の全て……
私は病気だから
ダメなんだ……

どうせ私は病気だから
何をやっても
うまくいかない……

病気
PMDD

今の私
病気=自分の一部分

　今はPMDDを自分の一部、個性として捉えています。「病気は私の一部であって全てではない」そう考え方を変えたことで自分の世界がとても広くなりました。「病気の自分」ではなく「自分の病気」と捉えています。

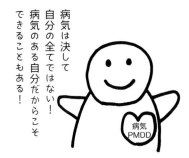

病気は決して
自分の全てではない！
病気のある自分だからこそ
できることもある！

病気
PMDD

PMDD 期の心の葛藤

　PMDD の精神症状は本当にさまざまです。抑うつ、希死念慮（死にたい、消えたい）、「自分なんて生きていてもしかたない」という自己無価値感、強いイライラなどです。そしてそんな症状で心がいっぱいになると、自己嫌悪に陥ることもあります。

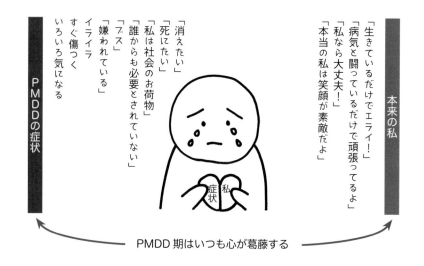

PMDDの症状

「消えたい」
「死にたい」
「私は社会のお荷物」
「誰からも必要とされていない」
「ブス」
「嫌われている」
イライラ
すぐ傷つく
いろいろ気になる

本来の私

「生きているだけでエライ！」
「病気と闘っているだけで頑張ってるよ」
「私なら大丈夫！」
「本当の私は笑顔が素敵だよ」

PMDD 期はいつも心が葛藤する

ひとこと

　「でもね、それは生理前の症状なんだよ。本来の私じゃないよ」と自分に言ってあげましょう。

PMDD 期前半のモヤモヤ

前半：生理開始 14 日前〜 7 日前ごろ

　この時期のモヤモヤをイラストにしました。

※私が勝手に「前半」と呼んでいるだけで、「前半、後半」という正式な定義は
　ありません。

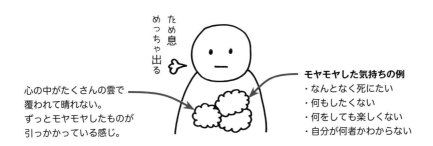

ため息
めっちゃ出る

心の中がたくさんの雲で
覆われて晴れない。
ずっとモヤモヤしたものが
引っかかっている感じ。

モヤモヤした気持ちの例
・なんとなく死にたい
・何もしたくない
・何をしても楽しくない
・自分が何者かわからない

生理直前の期待と絶望

「生理始まったかも!?」

　生理自体ももちろんつらいですが、「とりあえず生理前の症状から解放される！」という気持ちになります。

「なんだ……違ったか」

　「あ、今月はまだしばらくこの症状と闘うのか」と気分が下がります。

私の場合

生理直前の心は忙しい

　生理直前、私は「心のアップ・ダウン」が激しいです。そんな私のある一日（X年12月8日）を書きました。下の図は朝→昼→夕方→夜……と書いていますが、ひどいときは数時間、数十分おきに心の調子が変わります。

　心の変化は自分でも読めないからつらいものですよね。生理前は心身ともに無理をしないのが一番です。

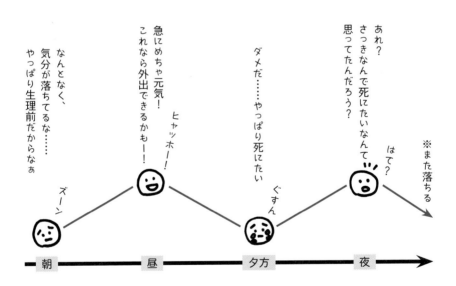

なんとなく、気分が落ちてるな……やっぱり生理前だからなぁ　ズーン

急にめちゃ元気！これなら外出できるかも―！　ヒャッホー！

ダメだ……やっぱり死にたい　ぐすん

あれ？さっきなんで死にたいなんて思ってたんだろう？　はて？　※また落ちる

朝　昼　夕方　夜

生理直前の私

生理開始予定日の前日の私です。私のPMDD症状は生理が始まる約2週間前（排卵のとき）から現れ、身体症状、精神症状ともにだんだんと悪化していきます。

そして私の症状のピークは生理開始前日！ 特に精神に現れます。

生理開始直前によくある症状

❶なんとも表現しがたい不安感

なんともいえない心のモヤモヤ、不安……。頓服薬を飲まなければならないというほどではなくても、気分の落ち込みが一日中続きます。表現するならば「心の中に霧がかかった状態」です。

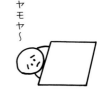

❷自信をなくす

何をしていても、日々どんなに頑張っていても自信をなくし、「どうせ私なんて……」という思考が強くなります。

❸希死念慮

生理直前は死にたい気持ちが高まる傾向にあります（私の場合です）。思いっきり泣いたあとにすぐ生理が来た！ なんてことも多いです。

生理直前のよくある一日

PMDDの私にとって毎月生理直前（特に生理が始まる7日前ごろ～）は「地獄」です。丸一日負の感情に支配され、寝たきりになってしまうこともしばしば。「甘えてる」なんて思われてしまうこともあるけれど、決して自分がそうしたいわけじゃないんですよね……。そんな私のある一日を書きました。

8:00 a.m.

スマホのアラームで目覚めると同時に「死にたい」という感情に襲われます。起きなきゃ！ と頭ではわかっているけれど身体が動きません。

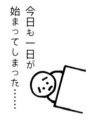

今日も一日が始まってしまった……

12:00 p.m.

なんとか起床してごはんを食べます。私は生理前は食欲が倍増するので、とにかく食べずにはいられません。

1:00 p.m.

やらなくてはいけないことはたくさんあります。でも抑うつや不安、死にたい気持ちが強くて結局寝てしまいます。夜まで寝たり起きたりを繰り返します。

0:00 a.m.

どうにか入浴。「今日寝てるか食べてるかだけだったな……」と思い、自己嫌悪に陥ります。

私の生理中あるある

　生理は周期や日数、症状の程度、経血量などに個人差があります。私は生理前に限らず生理自体も重く、特に生理1日目から2日目は寝たきりであることも多いです。そんな私の症状を「あるある」として書いてみました。

生理1日目～2、3日目ごろ

❶とにかく動けない

　下腹部の痛みに加えて貧血や頭痛もあります。1日目、2日目は鎮痛剤が欠かせません。

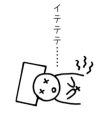

❷ボーッとする

　用事のために頑張って外出するのですが、意識もうろうです。記憶がとぶようなこともあります。

❸食欲が落ちる

　食欲というより、ごはんを食べたいと思わなくなることが多いです。アイスやケーキなどのスイーツで済ませることもあります。

生理4、5日目以降

❹脱力感

　経血量が減るにつれて「今月も出し切った」的な脱力感でふらふらになります。

❺精神症状

　PMDDは通常生理前の症状ですが、私は生理後半に不安や落ち込み、死にたい症状が出ることが多々あります。

症状は毎回同じじゃない

私は生理前症状に限らず生理自体も重いので、普段なら生理1、2日目はほぼ寝たきり状態なのですが、生理2日目のあるとき「今回はなんだか様子が違う……？」と思いました。経血量が少なく、下腹部や腰の痛みなどの身体症状もほとんどありません。しかし生理2日目にしていまだ精神症状に悩まされています。そんな私のある一日（X年6月13日）を書きました。

9:30 a.m.

「生理2日目だけど出血少ないし、身体も楽だなぁ。なんとなく気分は落ち気味だけど、近所に出かけてみようかな」。丸三日外に出ていないので、気分転換になると思いました。

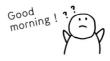

昼食後　2:50 p.m.

着替えて出かけようとサンダルをはいた瞬間、サンダルのストラップが足首に張りつく感じがして、急にイライラしだします。普段ならそんなことは感じません。いろいろな感覚が過敏になっています。

3:00 p.m.

途中寄ったガソリンスタンドのお兄さんと目が合い、とたんに「人に見られるのが怖い」と感じ始めてしまい、今日は外出をやめて帰りました。

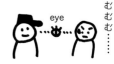

帰宅後

モヤモヤ、不安、恐怖、死にたい、いろんな感情で頭がパンクしそうになったので、久々に頓服薬を飲みました。

生理終盤の私

　ある月の生理終盤の私です。PMS や PMDD は生理開始とともに「症状が消失もしくは軽減する」とされていますが、私の場合は生理終盤にも心の不調が現れることが多いです。症状は毎月さまざまですが、今月はいつもとちょっと違いました。

だいたいいつもこんな感じ

　生理終盤になると、毎月「体内の血を出し切った感」で身体がぐったりとなり、同時に「いなくなりたい……」と希死念慮が現れることもあります。たとえるなら「血液と一緒に魂も抜けた」感じです。

今月もよく頑張った……

生理
4、5日目

でも今月はいつもと違う症状だった
汚れがとにかく気になる!!

　普段は汚れとか気にしない私です。
　「症状は毎月同じじゃないんだな」とあらためて実感した出来事でした。

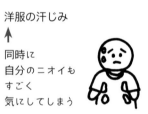

洋服の汗じみ
↑
同時に
自分のニオイも
すごく
気にしてしまう

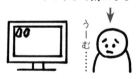

テレビ画面の汚れが
ものすごく気になる
↓
うーむ……

泊まったホテルにて

生理終わりのある一日

PMS や PMDD は生理前の症状ですが、私は生理が始まっても精神症状が続くことがあり、さらに生理終盤（生理 4、5 日目〜終わりごろ）に気分が落ちることも多いです。

そんな私の生理終わり（7 日目）のある一日（X 年 2 月 28 日）を書きました。

朝 　気分の高低 ➘

目覚めとともに「私なんで生きてるんだっけ？」と考えてしまいました。そこから「死にたい、いなくなりたい」という気持ちが大きくなり、二度寝……。

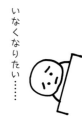

いなくなりたい……

昼 　気分の高低 ➚

二度寝したら少し回復。Twitter で皆さんからいただいたリプ（リプライ＝返信）の返信やツイートをしました。皆さんからいただくメッセージはいつも私の活動の励みになっています。

うれしい……

夜 　気分の高低 ➘

何があったわけでもないのに突然の不安感。原因のない不安ってつらいですよね。

生理前〜生理中は心の変動が大きいです。

特に理由はないけど不安

心の中のモヤモヤを書く

　生理が終わった後のある日（X年7月14日）の私です。数日前に生理が終わったものの、ここ何日か心がとても不安定です。

　日内変動（一日の中で気分に波がある。朝は気分最悪、午後〜夕方・夜にかけて徐々に元気が出てくることが多い）もあり、目覚めとともに死にたくなる日も多いです。

　そんな私の今現在の心の中のモヤモヤを全て書いてみました。

　つらい気持ちを吐き出すのは大事です。

　また、「目に見える状態」にすることで、「これは病気の症状だよ。本当の私じゃないんだよ」と再確認することができます。

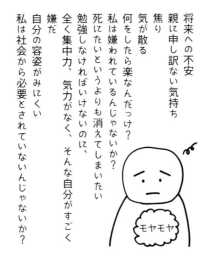

将来への不安
親に申し訳ない気持ち
焦り
気が散る
何をしたら楽なんだっけ？
私は嫌われているんじゃないか？
死にたいというよりも消えてしまいたい
勉強しなければいけないのに、
全く集中力、気力がなく、そんな自分がすごく
嫌だ
自分の容姿がみにくい
私は社会から必要とされていないんじゃないか？

モヤモヤ

最近の私

　生理前であってもそうでなくても最近は「朝・不調」、「夜・元気」という日が多い私です。最近は毎日こんな感じです。

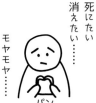

死にたい
消えたい……

モヤモヤ……

パン

8:00～9:00 a.m.

　とりあえず起床します。

　目覚めと同時に希死念慮に襲われることが多いです。悪夢を見ることも多いです。規則正しい生活を心がけなくてはとの思いで、とりあえず起きて朝ごはんを食べます。

9:00～11:00 a.m.

何やってんだか……

　どうにもこうにもつらいのでもう一度寝ます。「このモヤモヤをなんとか消したい」という思い。私は薬の副作用がとにかく出やすいので、できるだけ頓服薬は飲まないようにしています。

1:00 p.m.～

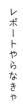

レポートやらなきゃ

PC

テキスト

　二度寝から覚めてお昼ごはんを食べたら、ようやく活動開始です。大学院の勉強や「生理前あるある」を書いたりしています。

夜

　夜になるとようやく心が落ち着いてきます。

ニャー

飼っている猫と遊ぶ

ひとこと

どんな自分でも生きているだけで「はなまる」ですよ。

頭の中の闘い

生理前のある日の私をイラストにしました。

今の私の脳内では、天使と悪魔が闘っています。

病気と向き合う私を応援してくれる天使と、希死念慮や自責、自己卑下の考えを投げつけてくる悪魔。

こんなふうになってしまうことを書いたらどう思われるかな？　という不安はもちろんあります。

でもこれはあくまでも病気の症状です。生理前にこうなってしまう人もいることをぜひ知ってもらえたらと思います。

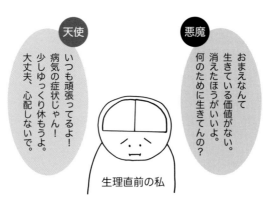

予定より3日遅れているし、
なんとなく下腹部も痛いので、明日来るかな？

コロナ禍における月経前症状の変化

コロナ禍での生活の変化

外出自粛によって変わったこと

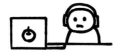

大学院はすべてオンライン授業 　　外出するときはマスク 　　居酒屋へ行けない
　　　　　　　　　　　　　　　　（肌荒れが増えた）

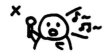

大好きなカラオケができなくなった 　　ネットでのお買い物が増えた
　　　　　　　　　　　　　　　　　　（本当はお店に行きたい）

PMDD 症状の変化

　あくまでも私の場合ですが、コロナ禍の一年（2020 年）はさまざまなストレスが増えたことにより少なからず月経前症状に影響があったように思います。ストレスをこまめに解消する大切さを改めて感じた一年でした。

症状の出る期間が長くなりました（一カ月まるまる不調な月もありました）。

頓服薬を飲む回数が増えました（突発的な症状が増えました）。

　NHK の番組「おはよう日本」で「コロナ禍における月経前症状への影響」というテーマで PMDD 当事者として取材を受け、放送されました（2021 年 2 月 26 日放送）。放送の中では流れなかった部分ですが、取材の際にお話ししたコロナ禍における私の PMDD 症状の変化を書いてみました。

第6章

治療や薬についての私見

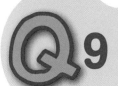 **9** 自分がPMS／PMDDかどうか判断するには？

　○○（具体的な身体・精神症状）という症状があるのですが、私は PMS／PMDD ですか？

　自分が PMS／PMDD なのかどうか病院へ行く前に自分でチェックする方法はありますか？

A 申し訳ありませんが、私はあくまでも PMDD 当事者なので診断的なことはわかりません。病院へ行く前にできることとしては、ご自身の症状の詳細と、症状が出る時期・期間をカレンダーや手帳に記録してみることをおすすめします。PMS や PMDD は月経前の症状なので、その時期にだけ症状が現れるのであれば、PMS や PMDD の可能性は考えられるかもしれません。ですが、自己判断せず症状が悪化する前に病院へ行くことをおすすめします。

Q10 PMS／PMDD の薬について教えてください

PMS／PMDD にはどんな薬が効くのでしょうか？
○○（薬剤名）という薬は PMS／PMDD に効きますか？
何という薬を服用していますか？

A PMS や PMDD に対しては婦人科もしくは精神科・心療内科での治療を行っている方が多いかと思いますが、治療や薬の効果には大きな個人差が生じます。「この治療が、この薬が効果的だ」といったことは言い切れないのではないかと思います。まずはご自身の症状を医師によく相談し、治療や薬のメリット・デメリットなどをよく理解したうえでご自身に合った治療を進めるのがいいのではないかと思います。

　私はあくまでも当事者なので、医学的な薬の効果についてはわかりません。また、薬の効果や副作用は個人差が非常に大きいです。「他の人が飲んで効果が出ているから自分にも効く」「他の人に副作用が出なかったから自分も大丈夫」とは決して言い切れません。

　私は精神科で処方される薬を服用していますが、そうしたことから具体的な薬の名前についてはお答えしていません。申し訳ありませんがどうかご了承ください。

Q11 PMS／PMDD は治りますか？

PMS／PMDD は治りますか？　早く治したいです。

　　　私自身も未だ PMDD 当事者として治療を続けているため、これば
かりは何ともわかりません。もちろん治るのが一番良いのは言うまでもあ
りませんが、私の場合は「PMDD を治すこと」よりも「PMDD といかに
上手く付き合っていくか」に重きを置いて生活しています。個人的には、
病気を早く治そうと考えるよりも、少し長い目で焦らず病気と向き合って
いくことが症状改善のためにも大切なのではないかと思います。

Q12 なぜ当事者なのに支援活動をしているのですか？

なぜご自身も当事者なのに支援活動をしているのですか？

A 私が目指しているのは「当事者による当事者のための支援」です。たしかに私は PMDD 当事者という立場なので、支援に関する専門的知識には乏しいかもしれません。ですが、PMDD 当事者としてこれまでに経験したつらさや苦しみは、自分が活動するうえで最大の武器であると思っています。経験している者だからこそ共感できることがたくさんあります。自分の活動が同じように悩む方の力や希望になってくれたら、これほど嬉しいことはありません。今後も PMDD 当事者として、自分だからこそできる支援活動を続けていきたいと思っています。また同時に、PMDD の社会的認知をさらに広めるような活動も進めていきたいと考えています。

参考文献

川瀬良美著『月経の研究　女性発達心理学の立場から』川島書店，2006 年

山田和男著『月経前不快気分障害（PMDD）　エビデンスとエクスペリエンス』
　星和書店，2017 年

あとがき

　「生理前あるある」を書き始めた当初、まさか自分のイラストや文章が本になるとは夢にも思っていませんでした。

　「本にしてみたい」と大きな一歩を踏み出すことができたのは、いつもTwitter であたたかいメッセージをくださる皆さんのおかげです。

　「症状が自分だけじゃないと知り、安心しました」

　「いつも発信してくれてありがとう」

　「活動を応援しています」

　そんな皆さんからいただくメッセージは、いつも私の大きな励みや原動力となっています。

　この本は多くの方のお力や支えによって完成しました。

　本書を担当してくださった桜岡さんをはじめとする星和書店の皆様、本文のデザインをしてくださった林さん、その他出版に関わってくださった全ての皆様に心より感謝申し上げます。

　また、いつも私のありのままを受け止め支えてくれる家族、パートナー、友人にも、この場をお借りして感謝の気持ちを伝えたいと思います。

　この本が PMDD を社会に広く知っていただく一助となること、そして何よりも同じように悩む皆さんの力や希望となりますことを心より願っています。

　最後までお読みいただき、本当にありがとうございました。

2021 年　中安 紀子

■著者

中安 紀子（なかやす のりこ）

1982 年、埼玉県生まれ。29 歳のときに PMDD（月経前不快気分障害）を発症。
PMS（月経前症候群）や PMDD に悩む女性の当事者支援活動「P'S home」主宰。「当
事者による当事者のための支援」と PMS／PMDD の社会的認知度の向上を目指し、
Twitter で PMDD のリアルな症状やつらさを発信している。現在、大学院で月経前症
状に関する論文も執筆中。

Twitter：@non47659489

生理前あるある：PMDD（月経前不快気分障害）って何？

2021 年 8 月 18 日　初版第 1 刷発行

著　者　中 安 紀 子
発 行 者　石 澤 雄 司
発 行 所　㈱式会社 星 和 書 店
　　　　　〒 168-0074　東京都杉並区上高井戸 1-2-5
　　　　　電話　03（3329）0031（営業部）／ 03（3329）0033（編集部）
　　　　　FAX　03（5374）7186（営業部）／ 03（5374）7185（編集部）
　　　　　http://www.seiwa-pb.co.jp
印刷・製本　株式会社光邦

月経前不快気分障害
（PMDD）

エビデンス*と*エクスペリエンス

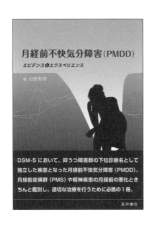

〈著〉山田和男

A5判　112p　定価：本体2,300円＋税

月経前に「学校や仕事を休んでしまう」「勉強や仕事の能率が極端に落ちる」「家事が全くできない」「子どもを虐待してしまう」「暴言を吐いてしまう」「暴言や口論、人間関係のトラブルが増える」……、そしてこれらが元で離婚や退職を余儀なくされた女性たちを著者は何例も診てきた。DSM-5 において、抑うつ障害群の下位診断名として独立した疾患となった月経前不快気分障害（PMDD）。欧米ではありふれた疾患という認識があるが、わが国では PMDD を診たことがないという精神科医も少なからずいる。

本書は、PMDD の基礎知識――歴史・疫学・原因（仮説）など――、診断、鑑別診断、治療、何科が診るべきか、などについて治療ガイドラインの作成にも関与してきた著者が、エビデンスと臨床経験を交え、明快に解説する。

PMDD を、PMS（月経前症候群）や精神疾患の月経前の悪化ときちんと鑑別し、適切な治療を行うために必携の1冊。

発行：星和書店　http://www.seiwa-pb.co.jp